AF394912

Dr H. DAUCHEZ

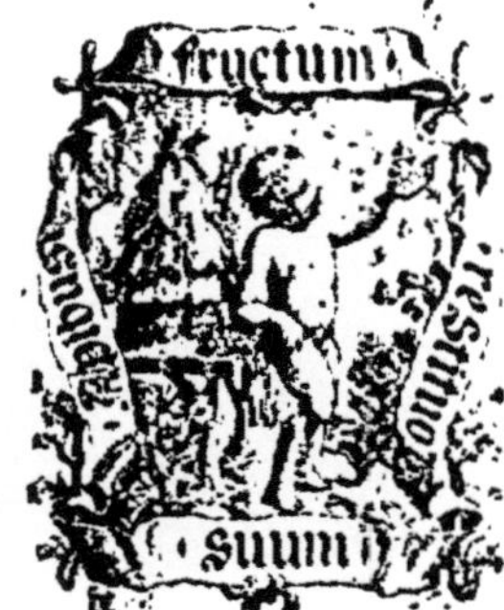

VADE-MECUM

DE

POSOLOGIE

ET DE

THÉRAPEUTIQUE INFANTILES

appliquées

Prix : 1 franc 25

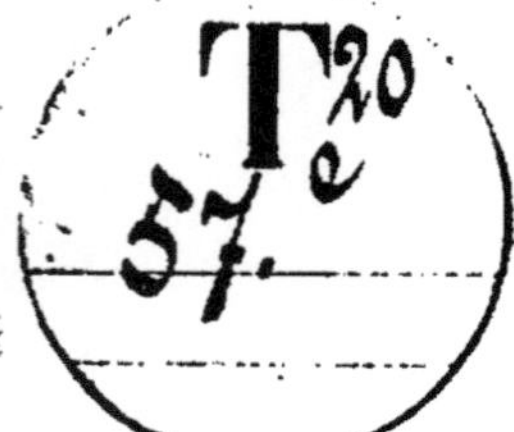

PARIS

SOCIÉTÉ D'ÉDITIONS SCIENTIFIQUES

Place de l'École de Médecine

4, RUE ANTOINE-DUBOIS, 4

1898

VADE-MECUM

DE

Posologie et de Thérapeutique infantiles

APPLIQUÉES

VADE MECUM

DE

Posologie et de Thérapeutique infantiles

APPLIQUÉES

VADE MECUM

DE

POSOLOGIE ET DE THÉRAPEUTIQUE

INFANTILES APPLIQUÉES

PAR

Le Dr H. DAUCHEZ

Ancien Chef de clinique adjoint à l'Hôpital
des Enfants malades
Ancien interne des hôpitaux de Paris
Ancien président de la Société médicale du VIe Arrondissement.

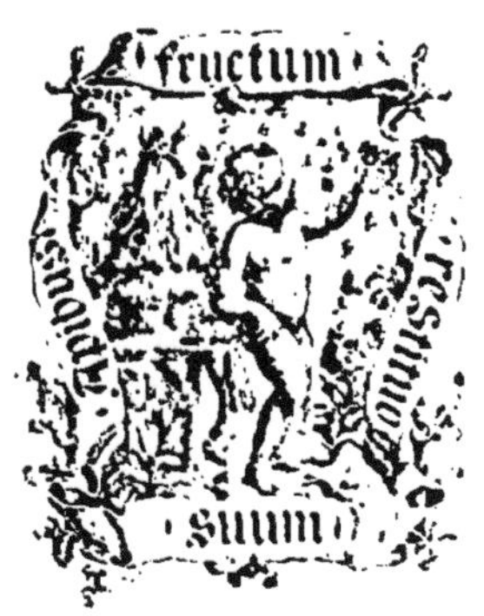

PARIS

SOCIÉTÉ D'ÉDITIONS SCIENTIFIQUES

PLACE DE L'ÉCOLE DE MÉDECINE

4, RUE ANTOINE-DUBOIS, 4

1898

INTRODUCTION

Dans la première édition de notre memento
formulaire de poche de thérapeutique infantile, publiée en 1893 par la Société d'Editions
scientifiques, nous exposions brièvement les
précautions à prendre dans l'administration
des médicaments aux enfants.

En présentant au public médical ce nouvel
opuscule, il nous a paru superflu de rappeler
à nouveau toutes les règles (1) auxquelles doit
s'astreindre le médecin soucieux de s'éviter
des mécomptes.

Quelques principes peuvent cependant être
utilement consignés, en tête de ces tableaux,
en raison de leur importance capitale.

(1) Notons toutefois que dans *le choix de plusieurs médicaments similaires*, on devra toujours donner la préférence
à ceux qui restent actifs sous un faible volume (scammonnée,
santonine, ipécacuanha) — à ceux qui n'ont aucune saveur
(bismuth, aconit, arseniate de soude), — ou qui sont sucrés
(sirops, juleps, vins médicinaux), — à ceux qui s'absorbent
par le rectum (sulfate de quinine), — par la voie bronchique
(fumigations, eau de goudron, benjoin, eucalyptus), — par la
voie hypodermique (chl. de quinine, ergotine, éther, etc.).

On trouvera dans l'introduction de notre memento formulaire de poche (Société d'Editions scientifiques, rue Antoine
Dubois) toutes les règles d'administration des médicaments
aux enfants, — et dans le présent travail le dosage des teintures, etc.

Ces principes, véritables aphorismes, ont trait — au dosage des teintures, sirops, solutions toxiques et alcaloïdes. --

I. — D'une façon générale, les *teintures dangereuses* (thébaïque, strychnique, iodée), ne seront prescrites au-dessous de trois ans. qu'en cas de force majeure et à dose d'*une goutte par année d'âge*, en quatre, cinq ou six prises, c'est-à-dire en 4, 5, 6 cuillères à café de véhicule.

II. — Les *sirops dangereux* (Sp. thébaïque, de karabé, de morphine, de laurier cerise, codéine, etc.) seront administrés dans les mêmes conditions, c'est-à-dire à dose d'*un gramme par année* révolue, également dilués.

Certains sirops (Sirop de Gibert, par ex., Sirop de Jaborandi) seront donnés à des doses doubles ou triples des précédentes, suivant la tolérance et l'âge des sujets ; le sirop de Gibert notamment, sera prescrit à dose de 3, 5, 10 grammes par jour en cas d'accidents pressants.

Enfin les sirops anodins (rhubarbe, althœa, tolu, séné, etc.) seront prescrits à dose de 5 à 20 grammes.

III. — Les *solutions toxiques* (liq. de Van-Swieten (cinq à cent gouttes et au-delà) de Fowler (deux à douze gouttes) etc...) seront donnés à doses progressivement croissantes (1) sans dépasser le degré de tolérance indiqué par la diarrhée ou les vomissements, on devra dans ces cas diminuer progressivement les doses jusqu'à la moyenne convenable et suspendre le médicaments quinze jours sur trente.

(1) De deux en deux jours.

IV. — Les *alcaloïdes dangereux* (aconitine, digitaline, strychnine) et tous les médicaments inusités seront RIGOUREUSEMENT ÉVITÉS. En effet, ou ils sont éminemment dangereux, ou ils sont inutiles à très faible dose. Leur dosage est en tous cas des plus difficiles avant la dixième année révolue.

V. — Enfin chez les enfants indociles, les frictions (mercurielles, révulsives, etc.), les badigeonnages (iodés, au gaïacol, à la térébenthine, etc.), les fumigations (créosote, naphtaline, sulfureuses, etc.) suppléeront à la médication interne.

Évaluation du poids des cuillerées et des gouttes.

La densité des préparations pharmaceutiques varie suivant le véhicule choisi pour la solution de l'agent médicamenteux.

C'est ainsi que les sirops, potions et juleps, solutions salines et vins médicamenteux pèsent à égale mesure beaucoup plus que les teintures, huiles et liquides alcooliques.

Le tableau suivant en fait foi :

	Poids d'une cuillerée	
	à dessert	à café
Sirops médicamenteux	16 gr.	5 gr.
Potions et juleps	13 gr. 50	4 gr. 50
Solutions salines diverses	12 gr.	4 gr.
Vins médicamenteux	12 gr.	4 gr.
Teintures	9 gr.	3 gr.
Huiles	9 gr.	3 gr.
Liquides alcooliques à 60	9 gr.	3 gr.

Beaucoup plus difficile est l'évaluation du poids des gouttes, en raison des variations de densité des acides, éthers, alcools, teintures, glycérés, solutions arsenicales, etc.

Pour permettre de préciser le dosage des gouttes, on devra mesurer les gouttes à l'aide d'un tube compte-gouttes, bien calibré dont le diamètre extérieur mesure trois millimètres. Dans ces conditions, vingt gouttes d'eau distillée à 15° pèsent un gramme (Bardet).

Comparées entre elles, les teintures présentent des variations de poids qui oscillent entre 52 gouttes au gramme (alcool à 60°) et 53 gouttes (teinture de digitale), 57 et 61 gouttes (teinture de noix vomique et teinture d'iode).

Moins dense encore est l'éther dont 90 gouttes pèsent un gramme. On peut donc admettre comme à peu près exact :

Que deux gouttes

d'alcoolature de racine d'aconit (53 goutt. au gram.)
de chloroforme . . . . (56   —   —)
de teinture d'aconit . . . . . (53   —   —)
de teinture de belladone . . . (53   —   —)
de teinture de colchique . . . (53   —   —)
de teinture de digitale . . . . (53   —   —)
de teinture de valériane . . . (53   —   —)
de teinture d'opium . . . . . (53   —   —)
de teinture de noix vomique . (57   —   —)

pèsent environ un centigramme

sans qu'il soit possible de spécifier la dose stricte du médicament solubilisé dans telle teinture en particulier, les diverses teintures usitées étant les unes au cinquième (1), au dixième ou au quinzième.

(1) Les teintures alcooliques, ou alcoolés, sont des prépa-

On se rappellera cependant que les alcoolatures étant toujours préparées avec la plante
fraîche sont d'une bien plus grande activité
que les teintures.

Les *teintures éthérées* sont beaucoup plus
rarement employées.

« Ce sont des préparations obtenues en
» traitant diverses substances médicamen-
» teuses par l'éther ordinaire, ou par l'éther
» acétique, quelquefois par la liqueur d'Hof-
» mann, laquelle est un mélange à parties
» égales d'éther ordinaire et d'alcool à 86°. »
    « Le rapport entre le poids de la substance
» médicamenteuse et celui de l'éther est de

rations obtenues en traitant par l'alcool diverses substances
médicamenteuses.

On les obtient soit par solution simple (teinture d'iode,
alcool camphré, etc.) soit par macération pendant un ou plusieurs jours (teinture de quinquina, d'opium, etc.).

Le rapport entre le poids de l'alcool et celui de la substance
traitée par ce liquide est celui de *5 à 1 pour les teintures
simples*, excepté pour quelques-unes, telles que la *teinture de
cantharides, l'alcool camphré*, où le rapport est de 1 à 8 ; la
teinture d'opium, la *teinture d'iode*, où il est de 1 à 12, l'*eau
de vie camphrée*, où il est de 20 à 1 (Rabuteau).

Le degré de concentration de l'alcool employé est variable.
Ainsi, on se sert de l'alcool à 56° (21 Cartier) pour les teintures
de quinquina, de scille, de colchique, d'aconit, d'opium, de
cantharides, pour l'eau-de-vie camphrée, etc. ; — d'alcool à
80° (31 Cartier) pour les teintures de noix vomique, de cas-
toreum, de musc, d'ambre gris, etc. ; — d'alcool à 86° (34
Cartier) pour les teintures d'iode, d'assa fœtida, pour l'alcool
camphré, etc.

Les *teintures alcooliques composées* sont presque toutes
abandonnées. On ne cite guère que celles d'aloès, de jalap, et
de vulnéraire.

On peut rapporter aux teintures ou alcoolés, l'*alcool sulfurique*, qu'on appelle *Eau de Rabel* (acide sulfurique con-
centré, 100 ; alcool à 90°, 300 ; coquelicot, 4). Ce liquide
contient de l'acide sulfovinique (Élém. de Thérap. et de Phar-
macologie, Rabuteau, p. 1126).

» 5 à 1 comme pour les teintures alcooliques.
» Aussi la teinture éthérée de digitale se
» prépare en traitant cinq parties de feuilles
» de digitale sèche par une partie d'éther. »
« Les teintures éthérées, même celle de
» digitale sont inusités aujourd'hui » (Rabuteau). La teinture éthérée de Valériane peut
cependant rendre de grands services dans les
névroses de l'enfance.

Alcoolatures. — Les alcoolatures, beaucoup
plus répandues en pédiatrie, ne diffèrent des
teintures qu'en ce qu'elles sont préparées
avec des plantes fraîches, on les obtient en
prenant *parties égales* de ces plantes et
d'alcool à 92° en contusant ces plantes, faisant
macérer dans l'alcool pendant quinze jours
puis passant avec expression et filtrant (Rabuteau).

Leur activité est donc *quadruple* de celle
des teintures au 5ᵉ lorsque les alcoolatures
sont fraîches.

Les *vins médicinaux* très souvent usités en
médecine infantile sont titrés à 60 gr. de
substance pour 1000 gr. de vin (macération)
ou préparés extemporanément en ajoutant
300 gr. de teinture alcoolique de médicament.

Les *vins* médicinaux sont donc titrés à
6 pour 100, lorsqu'ils ont été soumis à la
macération (Vins de quinquina, d'opium, de
gentiane, d'aloès, de coloquinte).

Plusieurs d'entr'eux sont donc dangereux
et doivent être mesurés au compte-gouttes.

Restent les *vinaigres médicinaux*, assez
rarement utilisés chez les enfants sauf l'oxy-

mel scillitique, le vinaigre camphré, le
vinaigre des quatre voleurs.

La plupart sont obtenus par macérations
(*une* partie de plantes pour douze de vinaigre,
ou par solution (v. camphre), ou par distil-
lation (v. aromatique).

Ces substances sont peu dangereuses, mais
la plupart sont réservées à l'usage externe.

H. D.

Tableaux de posologie et de thérapeutique infantiles appliquées

Acétanilide (dangereux, inusité). . .		.
Acide acétique . . .	Liniment à 1 pour 40 d'huile de girofle et lavande (en frictions).	Liniment. (Teignes).
Aconit (Alcoolature de racine d') . . .	Une à deux gouttes par année d'âge (doses fractionnées).	Potion (une goutte par c. à café). (*Pyrexies*).
Ammoniacale anisée (Teinture) . . .	Cinq à quinze gouttes selon l'âge . .	Potion (deux gouttes par c. à café). *Hyposthénie.*
Ammoniaque (Carbonate d')	Cinq centigr. par année d'âge au-dessus de trois ans.	Potion. (*Hyposthénie*).
Ammoniacal (Citrate de fer)	Cinq à dix centigr. par année d'âge. .	Vin de Malaga glycériné. (Convalescence). Un centigr. par année d'âge
Ammoniaque(Gomme)	Mêmes doses que le carbonate. . . .	Potion. Id. (Expectorant, stimulant).

Antimoine (Oxyde blanc d').	Vingt centig. par année d'âge (Comby) sauf au-dessous de 2 ans.	Potion ou julep oxymel scyll. (Bronch. secrét.).
Antimoine (Soufre doré d').	Succéd. du précéd. — Un à cinq centigr. au-dessous de 2 ans. Vingt à quarante de 5 à 10 ans	En lochs, potion, pilules (Doses fract.)
Antipyrine (Saveur fade).	Dix à quinze centigr. par année d'âge	Potion (*Névralgie* ou *hyperpirexie*).
Apomorphine (Chlorhydrate d') . . .	Un milligr. à 3 ans. Deux milligr. à 6 ans (en deux ou quatre fois). . .	En injec. hypod. (Eau distillée). *Vomitif chez les comateux.*
Argent (Nitrate d') (*usage externe*). .	Collyre a 1 pour 150 (nouveau-nés) à 1 pour 100 à 1 pour 50 (selon l'âge et le danger	Eau disti.lée (collyre) *Conjonctivite*, pendant 3 jours. .
Arnica (Teinture d').	Un à deux grammes dans.	Potion cordiale (Stimulant).
Arséniate de soude (*à surveiller*). . .	Solution titrée à dix centig. pour 300gr. (Une à trois cuill. à café par jour au-dessus de 3 ans)	Sirop de gentiane et saponaire (*Herpétisme*) Paludisme.

Arsenite de potasse (*à surveiller*). . .	Liqueur de Fowler (titrée à 1 p. 100) Une goutte p. ann. d'âge (doses fract.)	Dans du lait (altérant) *Herpétisme.*
Assa fœtida (Gomme résine d').	Cinq à dix centigr. par année d'âge (associée à la teint. de bellad. camphrée) au-dessus de 2 ans.	En 'avement (émuls.) (Délire, convuls.).
Belladone (Teinture de).	Deux gouttes par année d'âge (doses fract.) au-dessus de 5 ans	Potion ou pilules (Antispasmodique).
Belladone (Extr. de)	Un à trois centigr. en plusieurs fois .	
Benzoate de soude. .	Vingt-cinq centigr. par année d'âge .	Juleps, sirop de tolu, d'eucalyptus (*Bronchite*).
Benzoïque (Acide). .	Trois à dix centigr. par année d'âge.	Potion (Br. secret.)
Benzonaphtol. . .	Cinq à dix centigr. par année d'âge et au-delà (Maxim. 3 gr.) à 10 ans.	Dans du lait ou du sucre vanill. en pot. (Infect. intestinal.)
Betol.	Environ cinq centigr. par année d'âge (au-dessus de 3 ans) (Maxim. 1 gr. 50).	Pain azyme ou bouill. (Infect. intestinal.)
Bismuth (Salycil. de)	Mêmes doses que le Benzo-naphtol. .	Id. Diarrhées infect. Prurit (us. ext.).

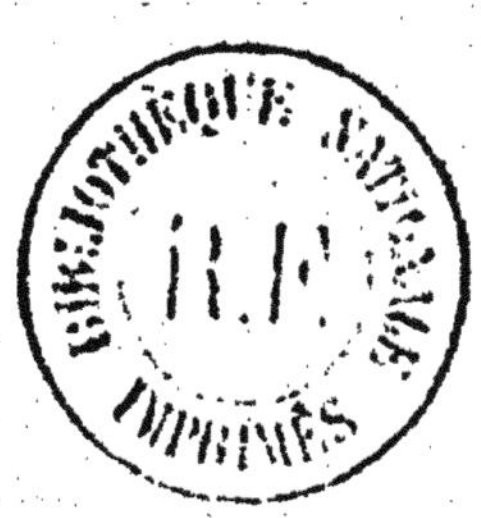

Bismuth (Sous-Nitrate de)	Vingt centigr. par année au-dessous de 3 ans (1 à 2 gr. et au-delà)	Eau de Vichy ou Eau de chaux.
Borate de soude (*us. externe*)	Solution à 1 pour 100 ou pour 120 . .	Décoct. d'orge miell. (angine au 3ᵉ jour ou colyre).
Borique (Acide) (*us. externe*)	Solution à 3 pour 100 d'eau chaude .	Lotions ou lavements (Antisept. faible).
Bromoforme	Quatre à huit gouttes par année d'âge	Pot. gomm. et huil. àà 15/120
Cade (Huile de) (*us. externe*)	A 2, 4, 10 pour 30 d'huile ou glycérine aromatisée	Frictions (*Psoriasis*)
Caféine	Cinq à dix centigr. par année d'âge (sans danger, Huchard).	Inject. hypodermiq. Eau distillée.
Calomel (à la vapeur)	Voir Mercure.	Anthelmintique, altérant (Laxatif).
Camomille (Infusion de).	Infusion de 5 à 10 pour 100	Lavem. (Météorism.)

Camphre . . . . . . Camphre (Bromure de).	Trois à cinq centigr. par année d'âge.	En lavement (Emul., jaune d'œuf) associé au laudanum. (Délire ou convuls).
Capsicum annuum. .	Teinture alcoolique à 2 pour 100 (Une à deux gouttes par année d'âge. . . Poudre 0,10 à 0,50 centigr.	Eau distill. ou sirop (Constipation).
Cascara sagrada (Extrait fluide) . (Poudre)	Deux à six grammes par jour . . . Sirop au centième. Environ cinq centigr. par année d'âge	Potion édulcorée. Sp d'écorc. d'orang. (Constipation).
Cascarille (Teinture de).	Cinq à quinze gouttes	Infusion d'anis étoil. (*Dyspepsie*).
Chaux (Eau de). . .	Dix gr. par année d'âge et au delà .	Sir. fl. orang. (Diarr.)
Chloral (Hydrate de)	Dix centigr. par année d'âge, au dessus d'un an.	Sirop de framboises (Insomnies).
Chloralose	Très dangereux.	
Chlorhydrique (Ac.).	Solution à 2 p. 1000 (4 à 6 cuill. à café en 24 heures) ou Solut. à 0,50 p. 500.	Eau distillée (*Dyspepsie atonique*).

Chloroforme (*usage externe*)	Inhalations (10 à 40 gr.).	Inhalations (à jeûn) Convuls. Éclamps.
Chloroformée (Eau).	Dix à trente grammes	Sirop de fl. d'orang. et d'anis (Vomissem.)
Chrysophanique (Ac.) (*usage externe seulement*).	Solution alcoolique, ou pommade amid. 1, 2. 3 p. 100 au-dessus de 3 ans . .	Badigeonn. ou onct. (Poriasis). apr. Savonn.
Citrique (Acide). . .	Solution au centième, édulcorée (Une à cinq cuill. à café en 24 heures. .	Sirop de gomme (ano-rexie).
Cocaïne (Chlorhydr. de) (*usage externe seulement*)	Solution à 5 p. 100. Ex. : $\frac{\text{Glycérine} \quad 5}{\text{Chl. coc.} \quad 0.25}$	En badigeonnages (épigl. coquel.).
Colchique (Teinture de semences de) (*à surveiller*)	(Au-dessus de 3 ans seulement). Une à deux gouttes par année d'âge. (Doses fractionnées).	Potion ou Infus. ge-nièvre et queues de cerises édulc. (Rhu-matisme chroniq.).
Colombo (Poudre de racines de). . . .	Cinq à cinquante centigr. selon l'âge.	Vin de quinquina au malaga (Anorexie).

Convallaria maïalis (Extrait de). . . .	Vingt-cinq à cinquante centigr. . . .	Potion édulc. (Affect. cardiaques).
Créosote de hêtre. .	Deux à trois gouttes et au-delà par année d'âge (en lav. de lait) ou dans l'huile de foie de morue.	Lavements de lait (Bronchorrée).
Cuivre (Sulfate de) (*usage externe* et *usage interne*). .	A l'intérieur un à dix centigr. en julep vomitif. . . . . A l'extérieur, Crayon mitigé, — ou lotions à 2, 3. 5 p 1000.	Vomitif (*Diphtérie*). Conj. granul. et Bléphar.
Dermatol (Poudre de) (*usage externe*). .	Ad libitum.	Poudre (Ulcérat.).
Diascordium	Au-dessus de 2 ans. Augmenter la dose de cinquante centigr. par période de 2 ans (0,25 à 2 et 3 gr.)	Potion (antidiarrhéiq.)
Digitale (Poudre feuilles).	Cinq à dix centigr. dans 100 gr. d'eau en 24 heures au-dessus de 5 ans . .	Eau édulcorée (Diurétique).
— (Infusion). .	Cinq à vingt centigr. dans 125 gr. d'eau (f. réduire à 100) par cuill. à café. .	Infusion (Cardiaques)
— (Macération)	Cinq à quinze centigr. (en macération pendant 12 heures) *surveiller*. . .	Macération.
— (Teinture) .	Deux goutt. p. ann (au-dessus de 3 ans)	Potion ou Vin caféine

Ergotine ou Extrait d'ergot.	Dix à cinquante centigr. (cinq centigr. par année d'âge) par pilules de deux centig. ou en inject. hypod. au 15ᵉ.	Pilules, potion ou inject. hypodermiq. (hémorrhagies).
Ether sulfurique . .	Cinq à 100 gouttes (en inhalations). .	Pot. ou sp de limons.
Eucalyptus (Teinture d').	Dix à quarante gouttes	Julep béchiq. (bronc. fétide).
Eucalyptol	De cinq à dix centig. par année d'âge.	En saccharolé (dans l'eau) (Bronchites)
Evonymine brune. .	Cinq milligr. par année d'âge révolue.	Dans du miel (Congest. hépat.).
Fer réduit par l'hydrogène	Un centigr. par année d'âge.	Dragées ou chocolat (pastilles) Anémie.
Fer (Carbonate de) .	Insoluble dans l'eau. — Trois centgr. environ p. année d'âge à partir de 7 ou 8 ans	En sirop ou en pilules (Aménorrhée).
Fer citro-ammoniacal (Pyrophosphate de).	Cinq à vingt-cinq centigr. par jour. — Trois centigr. par année d'âge. . .	Vin de Malaga ou Lunel (Aném. chez les déprimés).

Ferrugineuses (Eaux)	(Auteuil, Bussang, Brucourt ou Spa). 3 à 6 verres de Bordeaux suivant l'âge	Ad libitum.
Fer (Iodure de) . . .	V. Iodures	Anémie ch. les scrof.
Fer (Lactate de). . .	Trois centigr. par année d'âge. . . .	Dans la glycérine à 3 p. 100 (Anémie chez les dyspept.).
Fer (Perchlorure de)	Dix à quinze centigr. par année d'âge (dans 20, 30, 50, 100 gr.).	d'eau distill. édulc. (Hém. intestinal.).
Fer (Phosphates et hypophosphites de)	Solution à 5 et 10 p. 1000 d'eau acidulée par cuill. à café ou à bouche.	Solut aq (Chloro-anémie) (Rachitiques).
Fer (Proto-chlorure de).	Bon, mais instable (En sirop simple titré à un centigr. par cuill. à café) 1 à 5 cuill. à café	Chloroanémie (Aménorrhée).
Formol (*usage ext.*).	En solution mère à 40 p. 100 d'alcool.	Badigeonnages (analgésique). Prurit parasitaire,
Fougère mâle (Huile ou Ext. éthéré de).	Cinquante centigr. à six gram. (avec calomel 0,15 à 0,50).	Dans la gélatine sucr. (Tænia).

Gaïacol (*usage ext.* seulement)	Solution glycérinée au quart ou au dixième (chez les jeunes enfants). .	Badigeonnages 2 fois par jour (tafl. gom. analgésiq.). Abcès dentaire, etc.
Gallique (Acide) . .	Un à dix centigr par année d'âge. .	Confitures . . . . . (Astringent . . (*Albuminurie*).
Glycérine médicinale	Une cuill. à café (2 à 6 par 24 heures, suivant l'âge).	Vin de quinquina ou lait. (Laxatif) Cholagogue. Ictère.
Glycérophosphate de chaux (Poudre). .	Dix centigr. par année d'âge et par jour	Sirop ou vin sucré ou eau froide. Inject. hypod. à 0,20 par c cub. Réparateur, Convalescence.
— de soude (Poud.).	Id..	
— de fer (Poudre) . granulé à 1 p. 100 ou en inject. hypod. (Jacquemaire).	Cinq centigr. par année d'âge et par jour (tous les 2 jours p. jeun. enf.).	
Goudron végétal (Pilules ou Eau de).	Au-dessus de cinq ans, cinq à dix centigr. ou 2 cuill. d'eau.	Dans du lait sucré.
Hammamelis virginica (Extr. fluide).	Quinze à cent gouttes. Environ dix centig. par année d'âge	Sir. d'écorc. d'orang. (tonique vascul.)
— Teinture.	Deux gouttes par année d'âge. . . .	

Huile de Cade. . . .	Voir Cade.	
Huile de foie de morue	Créosotée 1 p. 100, 1 à 3 c. à café ou à dess. progressiv. Iodoformée, anisée 0,25 p. 100 id. .	Vin, rhum, sirop de gomme, etc.
Huile de pétrole raffinée (*usage ext.*).	Mixture à parties égales (H. camphrée, pétrole raff., essence de téréb. p. ég.)	Frict., Topiq. (Diphtérie) affect. parasitaires.
Hydrastinine (Chlorhydrate d') . . .	Au-dessus de 10 ans. Solution aq. au dixième	Inject. hypod. 1 c.c. p. jour, 5 à 6 j. d. suite (prévient ménorrhagie).
Hydrastis canadensis (Teint. au 1/10ᵉ d').	Deux gouttes par année d'âge en 24 heures	Elixir de Garus (Hémorrhag.).
Hypophosphites de chaux, de soude .	Cinq centigr. par année d'âge	Sp aromat. (5 à 20 g.)
Ichtyol (*usage ext.* seulement). . . .	Pommade aromatisée à 1, 5 et 20 p. 100 selon l'âge	(Pommade) 1 à 2 onct. p. jour (Engelures. Transpiration).

Iode (Teinture d'). .	Fraiche, neutre. non acide. Quatre à dix gouttes en 24 heures au-dessus de 4 ans (en Badig. us. ext.) . . .	Vin sucré ou Eau de riz.
Iodoforme deodorisé (Poud. café ou Iris)	Cinq à dix centigr. au-dessus de 5 ans et au-delà (0,15 et 0,20 centigr.). .	Cachets (Café pulv.) ou confiture (Adénites : Labric).
Iodol (Poudre d') us. externe)	Poudre au dixième	Insuffl. nasales (Luc)
Iodure de fer (Sirop à 1 20).	Deux cuill. à café ou à dessert (avec ou sans teinture de jalap)	Eau distillée.
Iodure de potassium.	(Voir potassium)	
Ipécacuanha (Poudre d').	Préférable. Dix centig. par année d'âge (et au-delà cas pressants) . .	Thé sucré. Infusion violett. édulc.)
— (Vin d')	Dix gouttes de cinq en cinq minutes et au-delà (Maximum 5 gr.)	Eau rougie, sucrée, tiède.
Jaborandi (Infusion de 0,30 à 1 p. 100).	Au-dessus de 5 ans par cuill. à bouche	Infusion théiforme.

Jalap (Racine de) succédané de la scammonée.		
— (Extrait de). .	Un à deux centigr. par année d'âge.	Sirop.
— (Poudre de). .	Dix centigr. par année d'âge	Biscuit.
— (Résine de). .	Cinq à vingt centigr. (associée à la poudre de scammonnée)	Sucre vanillé ou lait (Hydragog. card.).
— (Teinture de).	Un à deux grammes par année d'âge.	Limonade citrique.
Jusquiame (Extrait de).	Cinq milligr. par année révolue au-dessus de 2 ans.	Potion ou supposit.
Kermès ou (Oxysulf. d'antimoine hydr.)	Un centigr. par année d'âge.	Potion (Bronchites).
Lactique (Acide) . .	Environ quatre gouttes par année d'âge (Solut. à 2 p. 100 1 à 4 cuill. à café).	Eau sucrée, fl. orang. (Dysp. et diarrh.).
Lacto-phosphate de chaux	Solution à 1 et 3 p. 100, par cuill. à café à un an.	Sirops (Rachitiques).
Laits médicinaux. .	(Iodé, 0,10 cent. par lit.) 50 gr. p. année	Scrofule. Lymphat.
	(Arsenié, un centigr. par litre) 100 gr. par année jusqu'à trois ans	Herpétisme.
	(Hydrargirique, deux centigr. par litre) 100 à 300 gr. par jour. (10 gouttes liq. de Vanswieten par année d'âge	Syphilis.

Laits médicinaux. .	(Ferrugineux dix centigr. par litre) 100 à 500 gr. par jour. . . . . . . Ces doses peuvent être considérées comme faibles et augmentées suivant les besoins.	Asthéniques.
Lobelia (Teinture de)	Cinq à dix centigr. par année d'âge. Dix goutt. p année d'âge au-dessus de 3 ans . . . . D'après Moncavo et Descroizilles tripler ces doses au-dessus de 8 ans.	Potion (Asthme).
Magnésie calcinée. .	Deux à cinq grammes et au-delà . .	Sirop de fl. d'orang. (Dyspepsie chez les constipés).
Magnésie (Carbonate de).	Un à dix grammes par prises de un à deux grammes	Chocolat dilué ou tablettes (Dyspeps.).
Malt (Extrait de) . .	Par cuill. à dessert ou à bouche au-dessus de 3 ans.	Eau.
Manne et Mannite. .	Cinq à dix grammes par année d'âge Mannite et calomel associés dans la	Electuaire au miel. Dysenterie.

Mercuriel (Onguent) (*usage externe*). .	Cinq à trente centigr. plusieurs fois par jour	En frictions.
Mercure (Oxyde jaun. de) (*usage externe*)	Pommade au 1/20ᵉ ou 1/25ᵉ. Dans l'huile d'am. douce et acét. de plomb 5/0.5	Pommade (Bléphar.)
Mercure (protochlorure de) ou Calomel	Un à cinq centig. par année d'âge (Associée à la scammonnée et au jalap, mêmes doses	Lait sucré (purgatif, anthelminthiq.) Méningit. (doses réfr.).
Mercure (bichlor. de)	(Voir Sublimé)	
Morphine (Chlorhydrate de).	Un milligr. environ par année d'âge (doses fractionnées).	Sirop ou punch (otites, etc.).
Musc (Poudre de). . . — (Teint. de) au 100ᵉ	Un à quinze centig. dans sirop d'orgeat Trois à douze gouttes.	Potion (1 cg. p. c à c) Potion ou lavement (Délire, fièv. typh.)
Naphtaline (*usage externe*) Inflammable	Un à dix grammes (Un gr. par mèt. cube d'air (. feu doux dans un poêlon)	Fumigation (Coqueluche).

Naphtol β (*us. int.*).	Un à dix centig. (1 centig. p. ann. d'âge)	Confiture ou lait de magnésie.
(*usage externe*). .	A 1 pour 2000 dans de l'eau alcoolisée	Lotions (Ophtalmie).
Nerprun (Sirop de) .	Deux à trois cuill. à café par jour . .	Eau distillée.
Noix de Galle (Teinture à 1/5°). . . .	Pommade 5 à 10 p. 100 (fomentation 10 p. 100)	Antidote d. sels de fer (surt l'arsen. d. fer)
Noix vomique (Extr. alcoolique de). . . — (Teinture de) . .	Un à dix millig un millig. par année Une à huit gouttes (selon l'âge). . .	Vin de pepsine (Dyspepsie atonique).
Opium (Teinture d').	A 1/10° une à deux gouttes par année d'âge au-dessus de 2 ans (En six cuill. à café de potion).	
— (Laudanum de Sydenham) .	(Vingt-six gouttes égalent cinq centig. d'opium) (Codex). Dose : une goutte par année d'âge (doses fractionnées).	
— (Elexir parégorique). . . .	(Cinq cent-vingt gouttes égalent cinq centig. d'opium) (Codex) Dose : dix à vingt gouttes par année d'âge (Doses fract.).	
	D'où on peut conclure que *une* goutte goutte de laudanum de Syd. équivaut à vingt gouttes d'élixir parégorique et vingt gouttes d'elixir parégor. à 0,00194 cent. de millig. d'opium.	

Opium (Sirop d') . .	V. sirops.	
— (Poudre d'). . .	V. Poudre de Dower, etc.	
Oxyde blanc d'anti-moine	V. Antimoine.	
Oxymel scillitique. .	V. Scillitique.	
Papaïne (ferment digestif) (Pepsine végétale)	Vingt-cinq à soixante centig. par repas	Cachets, Miel, Elixir (*Dyspeps. aton.*).
Paraldéhyde (*à surreiller*) peu pratiq.	Dix gouttes à un gramme (trois goutt. par cuill à café)	Sirop vanillé (*Insomnies*).
Parégorique (Elixir)	V. opium. Six à dix gouttes par année d'âge (au-dessus d'un an).	Sirop fl. orang. (deux goutt par c. à café)
Pelletiérine (Tannate de) Dangereux (Labric).	Cinq centigr. par année révolue. Au maximum 10 à 30 centig (Redouter convulsions et paralysies).	Miel ou sirop entre 2 purgat. après diète et lavem. (Tœnia).
Pepsine (Neutre ou acide.	Cinquante centigr. à un gr. par repas	Cachets.

Peptones sèches. . .	Une à dix cuill. à café et au-delà. . . (Peptone catillon).	Bouillon ou lavement de lait.
Phenacétine (*dangereux*)	. . . .	Inutile.
Phénique (Acide) *us. externe* surtout et *us. int.* quelquefois	Solution à 1 p. 150, ou en lavement glycériné (Cinq centig. par année d'âge au-dessus de 3 ans).	Lavem (Fièv. typh.) (désinf. et antithermique).
Phosphate de chaux (Chlorhydro). . .	Dix centigr. par année d'âge	Eau sucrée ou acidulée
Phosphate de chaux (Poudre de). . . .	Vingt à vingt-cinq centigr. par année d'âge (Phosphatines Falières) . . .	Bouillie ou sirop (Rachitisme, dentit.)
Phosphate de soude. .	Deux à cinq gr par année d'âge (au-dessus de 5 ans)	Vin malaga glycériné Reconstit. à petite dose. Laxatif ou purgat. à gr. dose.
Picrique (Acide) (*us. externe* seulement)	Solution à 12 p. 1000 cad. saturée. .	Solut. sat. (compress. gaze (*Brûlures*).

Pilocarpine (Chlorhydrate de) très dangereux au-dessous de 3 ans *à surveill.*	Au-dessus de 3 ans, cinq milligr. De 8 à 10 ans dix milligr. en deux fois.	Inject. hypod, 1/100e par quart de sering. (*Diaphorétiq. Sialagogue*).
Plomb (Acétate de) (*usage interne*). (*usage externe*).	Un à trois centigr. par jour. . . . . / 0,50 à 1 gr. p. 100 eau distillée (en lot.)	Pilules (*Diarrhée*). Lotions (*Opht. Vulv.*)
Podophyllin	Cinq millig. une à trois fois par jour (au-dessus de 5 ans).	Sirop de framboises.
Polygala (Infusion de)	A 1, 2 ou 3 gr. p. 100 addit. d'oxymel scillit. (15 gr.) teint. lobelia (1 gr.) (sp de violettes (15 g.) Au-dessus de 4 ans	Potion p. cuill. à dess. (*Expector*).
— (Sirop de) .	De 5 à 25 gr.	Id.
Poudre de Dower. . (Ipéc., op., nitr., sulf. de pot.) . . .	Posologie : 5 gr. = 10 centig. d'opium D'ou 1 gr. = 2 centigr. d'opium. . 0,50 centigr. = 1 centigr. d'opium Dose moyenne : Environ cinq centig. par année d'âge (Doses fract.) . . .	Potion, Cachets (*Rhumatisme*).

Populeum (Onguent)	Trois à quinze grammes.	Pommade (Onctions)
Potasse (Chlorate de)	Solut. à 1 ou 2 p. 100 (Sir. groseilles) selon l'âge par cuill. à caf. ou à dess.	Ou en gargarismes (Stomatites).
Potasse (Nitrate de).	Sirop à 1 p. 120 (V. poudre de Dower à 4 p. 10) par cuill. à dessert.	Sirop (Diurétique).
Potassium (Bromure de).	Dix centig. par année d'âge (6 jours sur 12). Dose massive le soir (Epilepsie)	En potion, en 1/4 lavement (eau) (*Epilepsie et Névroses, Convulsions*).
Potassium (Iodur. de)	Vingt à trente centigr. par année d'âge (cas graves) Méningite syphilit. — Demi-dose au-dessous de 2 ans (cas bénins).	Sir. d'écorc. d'orang. ou lavement (*Rhumat. Syphil.*).
Potassium (Trisulf. ou polysulfures de) (*usage externe*)	10 à 100 gr. (baignoire émaillée).	Bain (*Rhumatisme*).
Pyridine	Trois à six gouttes jusqu'à vingt et trente gouttes petit à petit	Inhalat. (*Asthme*).

Pyrogallique (Acide) (*usage externe*). .	Pommade à 1 ou 2 pour 100. Jamais avant 5 ans.	Pommade vaseline et amidon(*Psoriasis*) Lichen.
Quassia amara (Macération à 4 p. 1000)	Un verre à Bordeaux après 6 ans. . .	Deux fois par jour (*Anorexie*).
Quinine (Bromhyd. de) — (Chlorhydrate de) — (Sulf. neutre de). — (Valercanate de).	Cinq à dix centigr. par année d'âge. id. id. id. id. Cinq centigr. par année d'âge (Dose double en lavement).	In. : Sirop tartrique Diarrh. périodiq., En lavem. (E. Rabel q.s.)(Fièv. interm.)
Quinium (Vin de). .	Cinq grammes par année d'âge . . .	(Fièvre intermitt.)
Quinquina (Extr de).	Solut. à 1 gr. p. 25 de vin de Banyuls St-Jeau (Une à six cuill.).	Eau sucrée (*Conval.*)
Ratanhia (Extr. de).	50 centig. à 2 gr. p. 100 gr. d'eau froide	Lavement (Prolapsus rectum) (*Diarrhée chronique*).
— (Sirop de).	(A 1 p. 50 d'extrait). Dix gr. par année d'âge au-dessus de cinq ans. . . .	Potion vineuse (Id.)

Résorcine (*us. int.*)	Dix centigr. p. année d'âge et au-delà.	Vin de Malaga.
— (*us. ext.*).	Pommade au 10e (otorrhée)	Poudre vaseline et oxyde de zinc (Antisept. intest.).
Rhubarbe (Extr. de).	Cinq à cinquante centigr.	Elect. (Miel, réglise).
— (Poud. de)	Vingt à quatre-vingt centig. en 2 à 3 fois	Miel.
— (Sirop de)	Cinq à quarante grammes.	Eau dist. (*Constip.*).
Roses de Provins (Infusion à 1 p. 100 .	Sirop à 5, 10 15 gr.	Gargarisme (*Angine simple*).
Saccharine (très rarement).	Un à deux centigr. pour 24 heures et au-delà par année d'âge.	Lait ou infusion (Gargarisme).
Safran (Teinture de) *peu usitée*	Cinq à dix centigr. de teinture par année d'âge.	En potion (Antispan. et stimul.). *Aménorrhée.*
Salol.	Cinq centigr. par année d'âge (au-dessus de 2 ans.	Pain azyme (*Antisep. intest.*).
Salophène	Cinquante centig. à deux gr. au-dessus de six ans et au-delà (R. Drews et Bousquet).	Cachets ou confitures (*Antirhumat.*)

Salycilate de soude.	De vingt-cinq à cinquante centigr. p. année d'âge (Maxim. 4 gr. à 10 ans)	Potion (*Rhumat. articul. aigu*).
Salycilique (Acide) .	Solut. au 100e (1 à 6 cuill. à café selon l'âge).	Potion gommeuse.
Santonine	De un à cinq centigr. au-dessous de 5 ans (Exceptionn. dix centigr.) . .	Chocolat rapé mélangé de scammonnée 20 à 30 centig. (*Ascarides*).
Scammonnée (Poud. de).	Dix centigr. par ann. d'âge au-dessus de 3 à 4 ans.	Dans du lait (purgat. hydrag.)
Scille (Poudre de bulbes de)	Un à dix centig. Un centig. p. année	Dans du miel ou de la poud. de gomme.
Scillitique (Oxymel).	(à 1 p. 10) Cinq à 25 grammes	Infusion d'hysope et menthe.
— (Vin). . .	(à 1 p. 100) 5 à 20 gr. (3 gr. p. ann. env.)	Eau distillée.
Seigle ergoté (Poudre fraiche de) . . .	20 à 50 centig. (doses fract.) au-dessus de 5 ans, soit progressivement 0,20 0,25 0,30 0,35 0,40 centig.	Pain azyme (*Paralysies*) Labric.

Séné (Follic. de) pour alcool (Décoct. de).	1 à 10 gr. en décoct. avec pruneaux p. cuill. à bouche au-dessus de 3 ans	Infus. ou lavem. Apr. tænifug. (*Constip.*)
Serum artificiel de Hayem (Chlor. sod. 7, Eau dist. stéril. 1000	20 à 300 grammes et au-delà	Inject. hypodermiq. (Seringue de Roux)
Sirop de codéine . .	Vingt gr. = quatre centig. de cod. Dose : un à deux gr. par ann. d'âge	
Sirop d'iacode . . .	Vingt gr. = un centig. d'extr. théb. Dose : quatre gr. par année d'âge.	
Sirop de Gibert (Biiod. d'Hydr. 1/2500 et Kı 50/2450	Une cuill. à café p. année d'âge jusqu'à 3 ou 4 ans (cure de 20 à 30 jours par trimestre.	*Syphilis héréditair.* ou *acquise.*
Sirop de morphine (20 gr. = 1 cent. de chlorhyd. de morp.	Vingt gr. = un centigr. de chlorhyd. de morph. (un gr. de sp p. ann. d'âge)	*Douleurs, Coliques; Coqueluche.*
Sirop de pavot blanc (*dangereux*) . . .	Dix gr = dix centig. d'extr. théb. . .	Inutile.

Sirop de thébaïque (*à surveiller*) . .	Cinq gr. = un centigr. d'extr. théb. Donc : un gramme p. année d'âge.	Doses fractionnées.
Sodium (Bromure de)	De un à trois gr. p. 100, par cuill. à dessert toutes les 2 heures.	Sirop simple ou Eau dist.(Névroses chez cardiaques).
Soude (Benzoate de).	V. Benzoate.	
Soude (Bicarbon. de)	Cinquante centigr. à 4 gr. en 24 heur.	Sirop d'éc. d'orang. (Dysp. flat.).
Soude (Hyposulf. de)	Désinf. Antisep. Daxatif. De 1 à 10 gr. p. 100 (très soluble).	En lavement (Antiseps. intest.).
Soude (Salycilate de)	V. Salycilate	
Soufre sublimé et lavé (Laxatif) (*us. interne*) . . . . . (*usage externe*). .	5 à 20 gr. à l'intérieur (avec magnésie et crême tartre part. ég.). . . . . Pommade. Glycérine ou glycérole 200 soufre 20.	Electuaire (Laxatif) Constip. et Bronch. Pommade parasit.).

Sparteine (Sulfate de)	Un à dix centigr. au-dessus de dix ans chaq. centig. p. c. à café. Au-dessus de 3 ans un centigr. par année d'âge	Potion de 20 à 60 gr.
Strophantus hispidus (Extrait de). . . . — (Teint. des) (Catillon).	En granules de un millig. A 5 ans, un millig. A 10 ans, deux millig. A 15 ans, trois millig. . . . . IV à V gouttes en 24 h. de 5 à 10 ans.	Potion (doses réfr.) *Arythm. cardiaq.*
Strychnine (Teint. à 1 p. 200) très dange-reux, *à surveiller* (Buginski et Roussel)	Au-dessus de six ans. Une à trois goutt. en six fois. Augmenter progressiv.	Sirop d'éther et eau distillée aà 30 gr. (Paralysis).
Sublimé corrosif ou Bichlor. de mercure (Liqueur de Vans-wieten au millième)	Liqueur de Vanswieten au millième. Vingt gouttes = un milligr. seront données à doses réfractées dans les cas graves au-dessus d'un an . . .	Dans du lait.
Sulfonal	Vingt centigr p. année d'âge au-dessus de 4 ans (Maximum 0,80 centigr.).	En cachets ou confi-tures (Insomnies).
Tannique (Acide) . . (Préférer Ratanhia)	Solut. au cinquantième (1 à 10 c. à café)	Sirop, miel (*Album.*, *Diarrh.*) ou lavem.

Tamarin (Pulpe de).	Confect. de 2 à 20 gr. de pulpe p. 100. (Losanges) 1/2 à 1/4 de tamar indien au-dessous de 4 ans. Au-delà doubler .	Confiture ou Gelée de fruits (*Laxatif.*). Id.
Tartre (Crème de). .	Elect. (Crème tartre, magnésie, soufre) 1 à 2 gr. par année.	Miel (Constip. habit.)
Tartre stibié (*très rarement usité*) .	Un à deux centig. au-dessus de 5 ans.	Bouillon d'herbes ou thé.
Teintures.	(V. Introduction p. 8 et 9. Textes et renvois et dans les tableaux, passim. .	
Térébenthine (Essence de) *us. ext.*	En frictions (10 à 20 gr.). avec ou sans ammoniaque et camphre (liniment du codex). En inhalation (id.) . . .	Antisecrét. (Révulsif et anesthés). Liniment (*Névralgie*)
Terpine (Elixir de) .	Cinq centig. de terpine par année d'âge sans dépasser 60 centigr. Doses doubles (cas graves).	Vin de Lunel édulc. Bronchonées.
Thébaïque (Teinture) *à surveiller* . . .	Une demi goutte par année d'âge au-dessus d'un an, au-dessus de trois ans trois gouttes en six fois. . . .	Vin sucré (*Choléra*)..

Théobrominé (peu usitée) *à surveill.*	Une à quatre à six pastilles de dix centigrammes au-dessus de 5 ans . . .	Pastilles. — Cachets (*Diurétique*).
Thymol (Acide thymique)(Essence de) *us. ext.* seulement.	Un à quatre grammes pour cent gr. d'alcool (pour bains).	Frictions. — Lotions (*Asthénie nerv.*).
Thyroïdienne (Médication) *à surveill.* Thyroïdine	Un à deux centigr. par année d'âge. Augmenter peu à peu sans dépasser trente à quarante centigrammes. .	En pastilles. Chaque pastille titrée à 20 centig. (Flourens).
Trional.	Cinq centigr. p. année d'âge au-dessus de 3 ans (Maximum 1 gr. à 10 ans).	Pain azyme ou confitures (Insomnies).
Valeriane (Teinture de).	Dix à cent gouttes et au-delà (Dix gouttes par année d'âge)	En lavement (*Névroses*).
Zinc (Oxyde de) *us. interne* . . . . . *usage externe* . .	Cinq à dix centigr. au-dessus de 5 ans et au delà. . . . . Ad libitum (astringent).	Potion ou pilules. Poudre ou pommade.
Zinc (Sulfate de) *us. externe*.	Injection à 1 p. 100 d'eau vinaigrée. . Collyre à 0,10/0,20 pour 20.	*Hémorrh. Vulvite. Conjonct.* (Astring).

PETITE ENCYCLOPÉDIE MÉDICALE

Collection de volumes in-18 raisin,

cartonnés à l'anglaise, à **3** *francs.*

VOLUMES DÉJA PUBLIÉS

1 - **Hygiène de l'oreille,** *soins préventifs contre les affections,* **avec 5 figures dans le texte,** par le Dr MOUNIER.

2. — **L'Art d'administrer les médicaments aux enfants,** par le Dr Paul CORNET.

3 — **Abus de l'Hygiène et des médicaments,** *ou Moyens anti-hygiéniques de se conserver la santé,* par le Dr Jacques NATTUS.

4. — **Guide pratique pour le traitement des maladies de l'oreille,** par le Dr J. BARATOUX, avec 43 fig. dans le texte.

5. — **L'Hygiène et le traitement du diabète,** par le Dr E. MONIN.

6. — **Guide pratique pour le traitement des névroses,** par le Dr LAURENT.

7 — **Les Teignes, leur traitement,** par le Dr BUTTE.

33. — **Jurisprudence pharmaceutique,** par
Paul Roué.

34. — **Formulaire clinique d'électrothéra-
pie spéciale et appliquée, avec un
aperçu d'électro-diagnostic,** par
le Dr A. MASSY, ex-chef de Clinique
adjoint à la Faculté de Médecine
de Bordeaux, etc.

Le Formulaire d'Electrothérapie du D^r A Massy
est essentiellement une œuvre de vulgarisation,
en faisant connaître clairement au médecin-pra-
ticien les résultats que fournit l'électricité dans
telle ou telle maladie et la façon pratique dont
ceux-ci peuvent être obtenus par lui. Il sera
donc le vade-mecum indispensable pour le médecin qui veut faire du courant électrique un
agent thérapeutique utilisable journellement au
même titre que tous les autres agents physiques
ou médicamenteux (ce qui est le rôle actuel de ce
courant) et un aide-mémoire pour le médecin qui
désire au contraire n'employer celui-ci qu'excep-
tionnellement.

Envoi franco contre mandat-poste de 3 fr.
adressé à M. le Directeur
de la Société d'Éditions scientifiques.

A LA MÊME SOCIÉTÉ D'ÉDITIONS

AUVARD, accoucheur des hôpitaux et **PINGAT** (le Dr). — **Hygiène infantile ancienne et moderne.** Maillot, berceau et biberon à travers les âges. 1 vol in-18 jésus, illustré de 85 figures dans le texte . . . . **1 fr. 50**
Cartonné avec dorures spéciales . . . . . . **2 fr. 50**

BOUDAILLE (Dr H.), lauréat de la Société française d'hygiène. — **Catéchisme des premiers soins à donner en cas d'accidents avant l'arrivée du médecin.** Cet ouvrage est publié sous le patronage de la Société de sauvetage. 1 vol. in-8 carré, 85 pages, avec 15 fig., cartonné. **1 fr.**

BUTTE (Dr H.), chef de Laboratoire à l'Hôpital Saint-Louis. — **Les Teignes** (favus, tondante, pelade), in-18 de 124 p. **3 fr.**

CANCALON (le Dr A.-A.). — **L'Hygiène nouvelle dans la Famille.** Préface du Dr DUJARDIN-BEAUMETZ, membre de l'Académie de médecine. — Deuxième édition augmentée, in-8 de 206 pages, cartonné . . . . **4 fr.**

CASSINE (le Dr Léon), de Saint-Quentin. — **Le conseiller de la jeune femme, mères et nourrices,** 17e volume de la Petite Encyclopédie médicale, in-18 de 204 pages, cartonné . . . . **3 fr.**

CHERVIN (le Dr). — **Bégaiements et autres défauts de prononciation,** in-8 de 120 pages, cartonné. . **3 fr.**

CORNET (Dr Paul), professeur aux Écoles infirmières de la Ville de Paris. — **L'Art d'administrer les médicaments aux enfants.** 1 volume in-18 de 110 pages, cartonné. **3 fr.**

DEGOIX (le Dr). — **Catéchisme maternel,** 19e volume de la Petite Encyclopédie médicale, in-18 de 118 p., cart. **3 fr.**

DROUET (Dr Henry), ancien interne des hôpitaux de Paris et de la Maternité de l'Hôpital Beaujon. — **De la valeur et des effets du lait bouilli et du lait cru** dans l'allaitement artificiel. *Ouvrage couronné par l'Académie de médecine.* In-8 de 136 pages . . . . **3 fr.**

— **Nourrices sur lieu, Conseils aux jeunes mères.** 15e volume de la Petite Encyclopédie médicale, in-18 de 131 pages, cartonné. . . . . **3 fr.**

FLEURY (Maurice de), ancien interne des hôpitaux. — **L'Insomnie et son traitement,** in-8 de 51 pages. **2 fr.**

HORAND (Dr), chirurgien en chef de l'Antiquaille de Lyon. — **Cours de médecine** à l'usage des *garde-malades,* des *infirmiers* et des gens du monde. In-18 de 500 pages. **4 fr.**

LATAPIE (Dr). — **La mortalité des enfants** du premier âge et la loi Roussel. In-18 de 64 pages. . . . . **2 fr.**

LAFFON (Dr Raoul). — **Hygiène et salubrité de l'école** (de la Petite Encyclopédie médicale). 1 volume in-18 de 130 pag., cartonné . . . . **3 fr.**

Le meilleur médicament à employer comme dentifrice pour les Enfants, c'est le

MENTHOL VAN DENN

Antisepsie rigoureuse de la bouche

Détruit tous les micro-organismes qui

occasionnent la carie,

les affections buccales ou gingivales

Jusqu'ici tous les dentifrices dont on a fait usage se ressemblaient et n'étaient en définitive que des produits fort agréables de parfumerie.

Qu'importaient les variétés d'essences ? L'effet actif était nul et le choix du produit auquel on réservait ses faveurs n'était déterminé que par la préférence que l'on donnait au parfum ou à la saveur.

Avec les progrès actuels de la science, *il serait puéril de faire de l'hygiène, dont le rôle est de prévenir les maladies, une simple question de goût !*

Il fallait donc, de toute nécessité, trouver une formule qui se substituât catégoriquement aux devancières, absolument inefficaces.

Certes, il est facile aujourd'hui d'appliquer la théorie moderne, la seule vraie.

C'est ce que nous avons fait. Nous avons

ajouté aux formules agréables les substances
nécessaires à une antisepsie rigoureuse de la
bouche.

L'usage journalier de notre produit préser-
vera de la carie dentaire, maintiendra la
fraîcheur de l'haleine en détruisant les fermen-
tations, et arrêtera même la propagation des
micro organismes qui, on le sait, pénètrent
dans l'économie par la cavité buccale, sans
parler des maux de gorge, amygdalites, granu-
lations, etc., qui seront enrayés.

MODE D'EMPLOI

Matin et soir, à la rigueur après chaque
repas, surtout si l'on porte un appareil, une
cuillerée à café de **Menthol Van Dean** dans
un quart d'eau tiède. Se brosser les dents, se
laver la bouche et se gargariser.

DÉPOT :

PRINCIPALES PHARMACIES DE FRANCE ET DE L'ÉTRANGER

Prix :

Le flacon, 1/4 de litre **3 fr. 50** ; Le Litre **12 fr.**

GROS : 21, Rue Saint-Marc, PARIS

Brosses spéciales pour enfants de tous âges

A LA MÊME SOCIÉTÉ D'ÉDITIONS

AUVARD, accoucheur des hôpitaux et **PINGAT** (le Dr). — **Hygiène infantile ancienne et moderne.** Maillot, berceau et biberon à travers les âges. 1 vol in-18 jésus, illustré de 85 figures dans le texte . . . . **1 fr. 50**
Cartonné avec dorures spéciales . . . . **2 fr. 50**

BOUDAILLE (Dr H.), lauréat de la Société française d'hygiène. — **Catéchisme des premiers soins à donner en cas d'accidents avant l'arrivée du médecin.** Cet ouvrage est publié sous le patronage de la Société de sauvetage. 1 vol. in-8 carré, 85 pages, avec 45 fig., cartonné. **1 fr.**

BUTTE (Dr H.), chef de Laboratoire à l'Hôpital Saint-Louis. — **Les Teignes** (favus, tondante, pelade), in-18 de 124 p. **3 fr.**

CANCALON (le Dr A.-A.). — **L'Hygiène nouvelle dans la Famille.** Préface du Dr DUJARDIN-BEAUMETZ, membre de l'Académie de médecine. — Deuxième édition augmentée, in-8 de 206 pages, cartonné. . . . . **4 fr.**

CASSINE (le Dr LÉON), de Saint-Quentin. — **Le conseiller de la jeune femme, mères et nourrices,** 17e volume de la Petite Encyclopédie médicale, in-18 de 204 pages, cartonné . . . . **3 fr.**

CHERVIN (le Dr). — **Bégaiements et autres défauts de prononciation,** in-8 de 120 pages, cartonné. . **3 fr.**

CORNET (Dr PAUL), professeur aux Écoles infirmières de la Ville de Paris. — **L'Art d'administrer les médicaments aux enfants.** 1 volume in-18 de 110 pages, cartonné. **3 fr.**

DEGOIX (le Dr). — **Catéchisme maternel,** 19e volume de la Petite Encyclopédie médicale, in-18 de 118 p., cart. **3 fr.**

DROUET (Dr HENRY), ancien interne des hôpitaux de Paris et de la Maternité de l'Hôpital Beaujon. — **De la valeur et des effets du lait bouilli et du lait cru** dans l'allaitement artificiel. *Ouvrage couronné par l'Académie de médecine.* In-8 de 136 pages . . . . **3 fr.**

— **Nourrices sur lieu, Conseils aux jeunes mères,** 15e volume de la Petite Encyclopédie médicale, in-18 de 131 pages, cartonné. . . . . **3 fr.**

FLEURY (MAURICE DE), ancien interne des hôpitaux. — **L'Insomnie et son traitement,** in-8 de 51 pages. **2 fr.**

HORAND (Dr), chirurgien en chef de l'Antiquaille de Lyon. — **Cours de médecine** à l'usage des *garde-malades,* des *infirmiers* et des gens du monde. In-18 de 500 pages. **4 fr.**

LATAPIE (Dr). — **La mortalité des enfants** du premier âge et la loi ROUSSEL. In-18 de 64 pages. . . . **2 fr.**

LAFFON (Dr RAOUL). — **Hygiène et salubrité de l'école** (de la Petite Encyclopédie médicale). 1 volume in-18 de 136 pag., cartonné . . . . **3 fr.**

IMP. LESIGOT FRÈRES

9 782016 200636